$\Gamma e^{\ 80}_{\ 25}$

RECHERCHES CLINIQUES

SUR LE

TRAITEMENT DES ANÉVRISMES

PAR

LA MÉTHODE DE HUNTER ET LE PROCÉDÉ DE JOBÈS,

Par le Dʳ H. LAFORGUE,

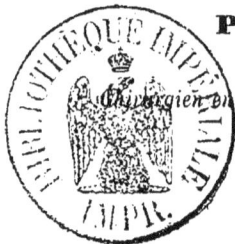

Chirurgien en chef de l'hospice Saint-Joseph-de-la-Grave , etc.

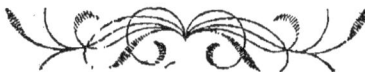

TOULOUSE,

IMPRIMERIE DE A. CHAUVIN,

RUE MIREPOIX, 3.

—

. 1855.

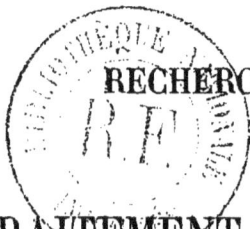

RECHERCHES CLINIQUES

SUR LE

TRAITEMENT DES ANÉVRISMES

PAR

LA MÉTHODE DE HUNTER ET LE PROCÉDÉ DE JONES.

Dans un travail d'une haute importance, communiqué, en 1852, à la Société de chirurgie, le professeur Roux, enlevé prématurément à la science, à laquelle il consacrait les derniers jours de sa vie, présenta les résultats de sa longue et brillante pratique dans la cure des anévrismes et des lésions traumatiques des gros troncs artériels. D'après l'analyse qui fut faite, dans les comptes-rendus de la Société, de ce mémoire encore inédit, l'illustre doyen de la chirurgie française, après avoir exposé les motifs qui lui avaient fait adopter, d'une manière exclusive, le procédé de Scarpa pour la ligature des artères, fait un appel aux chirurgiens qui ont appliqué des procédés différents, pour qu'ils apportent le contingent de leurs recherches et les résultats de leur pratique.

Chirurgien, pendant plusieurs années, de l'Hôtel-Dieu de Toulouse, où les anévrismes sont traités, exclusivement, par la méthode de Hunter et le procédé de Jones, ayant assisté à la plupart des ligatures qui ont été faites dans cet hôpital et ayant pratiqué moi-même cette opération, j'ai cru devoir me livrer à des recherches sur les résultats produits par le procédé de Jones, tel qu'il est appliqué dans les hôpitaux de notre ville.

Après avoir différé jusqu'à ce jour la communication de ces recherches sur ce point de thérapeutique chirurgicale, je me décide à les publier, malgré leur insuffisance, à cause de l'actualité et de l'importance que présente la question soulevée dans le sein de la Société de chirurgie de Paris.

Depuis que la découverte d'un nouvel agent coagulateur du sang, et la discussion, soulevée au sujet de l'application de cette nouvelle méthode, fixent l'attention des chirurgiens sur les divers modes d'oblitération des artères dans la cure des anévrismes, il est devenu nécessaire de se livrer de nouveau à l'examen rétrospectif des procédés qui ont reçu la sanction du temps et de l'expérience.

C'est en 1816 que Viguerie, dont nous déplorons la perte récente, mit pour la première fois en usage le procédé de Jones, sur un malade atteint d'un anévrisme de l'artère poplitée; la ligature de l'artère crurale fut faite d'après la méthode de Hunter, et au moyen d'un simple cordonnet de soie fin, mais résistant; le résultat ne trompa pas son attente. La guérison se fit sans accident. Dès cette époque les ligatures fines furent employées, d'une manière exclusive, à l'Hôtel-Dieu, dont Viguerie a été le chirurgien en chef pendant plus de quarante ans, et ce sont celles qui sont encore appliquées dans tous les cas de ligature de vaisseaux artériels.

C'est donc le résultat d'une pratique de trente-huit ans que j'aurais à examiner, si je possédais le relevé de tous les faits qui se sont présentés dans cette longue période, où la chirurgie a brillé d'un si vif éclat, sous l'impulsion que lui a imprimée le grand chirurgien de Toulouse. Mais mes recherches n'ont pu me faire retrouver tous les faits qui ont été observés depuis 1816, et, trop souvent, je n'ai pu recueillir que des souvenirs, précieux sans doute, mais trop incomplets pour qu'ils puissent servir à l'étude que je me propose de faire dans ce travail ; je dois donc me résigner, dans l'intérêt de la vérité scientifique, à diminuer le chiffre de la statistique, ne voulant tenir compte dans l'examen auquel je vais me livrer que des faits qui me sont parfaitement connus, ou sur lesquels je possède des renseignements authentiques.

Mes recherches comprennent dix-huit cas d'anévrismes opérés par la méthode de Hunter et le procédé de Jones. Ce sont les résultats de ces dix-huit ligatures (huit ligatures de l'artère crurale, dix de l'artère brachiale) que je me propose d'examiner. Je ne m'occuperai pas des ligatures qui ont été appliquées sur des vaisseaux d'un petit calibre, tels que l'artère radiale, la cubitale, la tibiale, etc., mon examen devant exclusivement porter sur les ligatures des gros troncs artériels pour la cure des anévrismes ; je dois néanmoins noter que dans tous ces cas, qui se sont présentés fréquemment, la ligature a été appliquée d'après le même procédé, et toujours avec succès. Avant d'entrer dans l'examen statistique des faits, il est utile de décrire le procédé opératoire qui a été mis en usage dans tous les cas qui font le sujet de ce travail ; quelques mots suffiront pour cette description. Après les beaux travaux que possède la science sur la ligature des artères, et surtout après le traité de M. Manec, il serait hors de propos d'entrer dans aucun détail sur le mode d'action des ligatures fixes, et sur le travail d'oblitération qui est la conséquence de leur application.

La ligature dont on se sert à l'Hôtel-Dieu est formée par un cordonnet en soie rond, fin, mais résistant, et que l'on a soin de cirer avant de s'en servir. L'artère étant dénudée dans une petite étendue, et la ligature étant convenablement placée sous le vaisseau, on fait un premier nœud assez serré que l'on assujettit immédiatement par un second nœud. Le fil étant ciré il n'est pas à craindre que les nœuds se relâchent. Après s'être assuré que la circulation est complètement interrompue , et que la ligature est bien appliquée , on coupe les deux bouts de la ligature tout près des nœuds, et on réunit la plaie au moyen de points de suture. Le membre est entouré par un bandage roulé, modérément serré. Pendant vingt à vingt-cinq jours, le malade doit rester couché , le membre convenablement placé dans la demi-flexion. Le plus ordinairement la plaie se réunit par première intention dans les deux tiers de son étendue ; la cicatrisation n'est complète que vers le vingtième ou vingt-cinquième jour. Quelquefois, la réunion immédiate est faite du huitième au douzième jour , malgré la présence de l'anse de la ligature dans l'intérieur de la plaie.

L'observation suivante complètera la description du mode opératoire :

Anévrisme faux-consécutif au pli du bras ; ligature de l'artère brachiale ; guérison.

Le nommé Jauzou (Pierre), âgé de trente-deux ans, cultivateur, est entré , le 23 juin 1851 , à l'Hôtel-Dieu, pour être traité d'un anévrisme, survenu à la suite d'une saignée, faite dans le mois de mars de la même année.

La tumeur, située au pli du coude du bras droit, a le volume et la forme d'un gros œuf de poule, dont le grand diamètre serait dirigé dans le sens vertical. Irrégulièrement circonscrite, elle est le siége de forts battements qui soulèvent la totalité de la tumeur. Le bruit de souffle est si fort qu'il est perçu à distance. La peau qui recouvre la tumeur est saine ; elle est distendue et sillonnée de veines dilatées. Les forts battements dont la poche anévrismale est le siége , les mouvements d'expansion qui agitent ses parois à chaque pulsation, les bruits caractéristiques produits par la colonne du sang arrivant dans la cavité, montrent que la tumeur anévrismale est remplie par du sang liquide.

Cette circonstance n'était pas favorable à l'emploi de la galvano-puncture, dont un fait récent nous avait montré le danger, et je pratiquai, le 14 juillet, la ligature de l'artère humérale à la partie moyenne du bras.

Une incision étant faite dans la direction de l'artère, j'arrivai sur la gaîne des vaisseaux, que j'ouvris en suivant les règles tracées pour ce temps de l'opération. L'artère étant reconnue, je l'isolai dans une petite étendue des veines satellites, et je passai au-dessous d'elle un stylet aiguillé, légèrement recourbé et armé d'un cordonnet de soie fin et ciré dont j'avais, préalablement, éprouvé la solidité. Après avoir retiré le stylet et avoir constaté et fait constater les battements du vaisseau placé sur la ligature, ainsi que les oscillations que ces battements imprimaient aux deux bouts du fil, je serrai la ligature et j'assujettis l'anse au moyen de deux nœuds. M'étant assuré que la circulation était interrompue dans la tumeur anévrismale et dans les artères de l'avant-bras, je coupai les deux extrémités du fil près des nœuds et je réunis la plaie par trois points de suture. Le bras fut placé sur un coussin dans la demi-flexion et entouré de coussinets chauds.

Dans la journée, le malade ressent des fourmillements dans l'avant-bras et dans la main.

Le lendemain, 15 juillet, légère réaction fébrile; des battements assez faibles se sont fait sentir dans l'artère radiale; il n'en existe pas dans la tumeur.

Le 16, l'appareil est enlevé. Le bras est un peu gonflé par suite de la compression exercée par la bande. La plaie est dans un bon état. — Bouillon, limonade.

Les jours suivants, le malade va très-bien; j'accorde quelques aliments.

Le 22, la cicatrisation de la plaie est avancée. Le bras est maintenu dans l'immobilité.

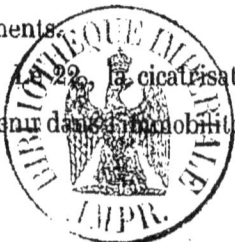

Le 30 juillet, la tumeur a sensiblement diminué de volume ; elle est dure ; on n'y constate aucun battement. La plaie est presque entièrement cicatrisée, excepté dans un point médian d'où s'écoule un léger suintement.

Le 15 août, en enlevant la bandelette de diachylon, je trouve dans le point fistuleux l'anse formée par la ligature. Le lendemain, la cicatrisation était complète.

Le malade est sorti le 19 août, trente-cinq jours après l'opération, dans un bon état de santé. La tumeur anévrismale n'avait plus que le volume d'une petite noix et était très-dure. Les battements sont faibles mais sensibles dans les artères de l'avant-bras. Il n'en existe pas dans la tumeur. Les mouvements de l'articulation du coude sont difficiles par suite de la raideur due à l'immobilité que le malade a gardée pendant plusieurs mois. Nous lui conseillons de faire des mouvements modérés et de ne pas forcer son bras de quelque temps.

J'ai revu ce malade l'année dernière. Le bras a repris la force et l'agilité qu'il avait avant l'accident. Par le toucher, on ne constate dans le pli du coude qu'une induration aplatie. Ce jeune homme, dont la santé est excellente, se livre avec ardeur à ses travaux de cultivateur.

Cette observation montre suffisamment comment est mis en pratique le procédé de Jones ; il est donc inutile d'insister plus longtemps sur ce point. L'analyse des faits que j'ai recueillis nous fournira les éléments nécessaires pour apprécier la valeur de ce procédé.

Les dix-huit cas d'anévrismes traités par la ligature, par les chirurgiens de l'Hôtel-Dieu de Toulouse (1), se répartissent ainsi qu'il suit :

---

(1) Ces observations ont été recueillies dans les services de MM. Viguerie oncle et neveu, Dieulafoy et Laforgue.

Dix ligatures de l'artère humérale et huit ligatures de l'artère crurale.

Examinons les résultats fournis par ces ligatures.

1° *Ligatures de l'artère humérale.* — L'artère a été liée dans les dix cas, vers le tiers moyen du bras :

Huit fois pour des anévrismes de l'artère brachiale au pli du bras ; deux fois pour des lésions traumatiques des artères de l'avant-bras.

Chez sept malades, l'anévrisme a été la conséquence d'une piqûre de l'artère au pli du bras, dans des saignées malheureuses, et dans un cas, il a été produit par la blessure de l'artère avec une serpette.

Aucun accident ne s'est produit à la suite de ces opérations, faites toutes avec des ligatures fines dont les bouts ont été coupés près des nœuds. Nous n'avons à enregistrer ni hémorrhagie dépendant de la ligature, ni gangrène. La guérison de l'anévrisme a été chez les dix malades la conséquence de l'opération, faite d'après la méthode et le procédé que nous examinons.

Les huit tumeurs situées au pli du bras, et dont la cause occasionnelle était une saignée malheureuse, étaient des anévrismes faux-consécutifs.

Dans l'avant-bras l'anévrisme traumatique avait été produit, une fois, par la blessure de l'artère radiale vers le tiers moyen ; dans l'autre cas, par la lésion de l'artère cubitale.

Ce dernier fait a pour sujet une jeune fille, âgée de dix ans, qui s'était blessée l'artère cubitale avec du verre. L'hémorrhagie avait été arrêtée par la compression, mais, quelques jours après l'accident, une tuméfaction se forma autour de la plaie, dont la cicatrice ne tarda pas à se rompre et à donner lieu à des hémorrhagies successives si inquiétantes, qu'il fallut, dans un moment pressant, pratiquer la ligature de l'artère brachiale ; elle fut faite vers le tiers inférieur du bras. Malgré les accidents qui se manifestèrent dans l'avant-bras, la réunion de la plaie était complète le douzième jour. Par suite de la compression qui avait été exercée sur l'avant-bras, un abcès se forma dans cette région ; il fut nécessaire de pratiquer plusieurs ouvertures pour donner issue à la suppuration , et, malgré cette complication, il n'y eut ni hémorrhagie, ni gangrène. Cette enfant, qui est maintenant âgée de seize ans, ne se ressent nullement de sa blessure dont elle porte les marques sur l'avant-bras, ni de l'opération qui lui a sauvé la vie.

Parmi les huit malades qui ont subi la ligature de l'artère brachiale pour des anévrismes au pli du bras, il en est un qui avait été d'abord traité par la galvano-puncture. C'était un jeune homme de vingt-neuf ans (1). La tumeur qui s'était développée à la suite d'une saignée était volumineuse. Aucun accident ne se manifesta après la séance de galvano-puncture ; mais le douzième jour, une vive inflammation se déclara dans le sac anévrismal. La perforation de la tumeur était imminente , lorsque la ligature de l'artère brachiale fut pratiquée. Cinq jours après la ligature, la poche anévrismale se rompit ; il s'écoula une suppuration abondante fournie par les caillots de sang contenus dans la tumeur ; et dix-huit jours après la ligature, une hémorrhagie eut lieu par l'ouverture du sac. Le sang était fourni par le bout inférieur de l'artère. Le tamponnement, aidé de la compression, arrêtèrent cette hémorrhagie qui ne se renouvela pas. La plaie résultant de l'opération ne se ressentit pas de cette complication ; la cicatrisation se fit lentement, mais elle était complète le trente-cinquième jour, tandis que le sac anévrismal suppura pendant près de deux mois. Après ce temps, la guérison était complète, et le malade put reprendre l'usage de son membre.

(1) Voir l'*Union médicale* , année 1851. Note sur deux observations d'anévrismes traités par l'électro-puncture.

L'hémorrhagie et les accidents consécutifs qui se sont déclarés chez ce malade sont évidemment la conséquence de la galvano-puncture ; la ligature de la brachiale a eu tout le succès que l'on pouvait en attendre , et c'est à elle qu'est due la guérison de l'anévrisme et des accidents consécutifs à l'ouverture de la tumeur.

Les autres malades, chez lesquels la ligature de la brachiale a été pratiquée, n'ont présenté rien de particulier.

Ces dix malades étaient des sujets jeunes et généralement bien constitués.

La jeune fille, dont j'ai cité l'observation, était âgée de dix ans.

Les autres étaient des hommes, ouvriers ou cultivateurs ; le plus jeune avait quatorze ans ; les autres avaient de vingt-trois à trente-huit ans (1).

Chez tous, les mouvements du bras se sont vite rétablis après la cicatrisation de la plaie résultant de la ligature. Ils ont pu reprendre, après un temps plus ou moins long, leur travail ; en général, la faiblesse du membre n'a pas été de longue durée.

Chez presque tous les malades dont la tumeur anévrismale était volumineuse, la résolution de cette tumeur s'est faite lentement , mais dans aucun cas des battements n'ont reparu dans l'intérieur du sac; après l'oblitération de l'artère, la circulation s'est toujours rétablie dans les artères de l'avant-bras peu de jours après la ligature de la brachiale. Les extrémités du fil formant la ligature ayant été coupées dans l'intérieur de la plaie , je n'ai pu connaître l'époque à laquelle est tombée la ligature. Une seule fois (observation Jauzou), l'anse du fil a été trouvée à l'ouverture d'un trajet fistuleux, situé au milieu de la cicatrice de la plaie ; dans les autres cas, la sortie de l'anse est passée inaperçue. Quatre fois la réunion de la plaie a été

(1) Voir l'*Union médicale*, année 1849. — *Anévrismes au pli du bras consécutifs à des saignées malheureuses.*

faite avant le vingtième jour, six fois la cicatrisation complète de la plaie a été lente et n'a eu lieu qu'après le vingt-quatrième jour, une fois le trente-cinquième jour seulement.

Je dois noter que deux fois des abcès phlegmoneux se sont formés sur l'avant-bras, sous l'influence de la cause traumatique, et que, dans ces cas, comme dans celui où la perforation du sac a donné lieu à une hémorrhagie, la ligature a toujours été suivie de guérison.

Si les résultats, produits par la ligature de l'artère brachiale, ont tous été satisfaisants, il n'en est pas de même des ligatures de l'artère crurale; cependant, l'analyse des faits nous donnera la preuve que le procédé de Jones n'a jamais été cause d'accidents, et que, si deux fois, l'application de la méthode de Hunter a été suivie de mort, cela tenait, non à la méthode en elle-même, mais à des circonstances anatomiques et pathologiques que nous aurons à apprécier.

2º *Ligatures de l'artère crurale*. — Huit ligatures de l'artère crurale ont été pratiquées pour des anévrismes du membre inférieur ·

Six pour des anévrismes spontanés de l'artère poplitée;

Une pour un anévrisme de l'artère crurale au tiers moyen de la cuisse.

Dans un cas, la ligature a été faite pour une tumeur pulsatile, de nature érectile, de l'extrémité supérieure du tibia.

Dans ces deux derniers cas, la terminaison a été funeste.

Ainsi donc, sur huit ligatures de l'artère crurale, nous avons six succès, et deux insuccès suivis de mort.

Les six malades guéris étaient atteints d'anévrismes spontanés de l'artère poplitée. C'étaient des hommes bien constitués, exerçant des professions diverses qu'il est utile de mentionner. Le premier était entrepreneur en bâtisse; le second, ouvrier pépiniériste; le troisième, charretier; le quatrième, ébéniste; le cinquième et le sixième, portefaix ou hommes de peine. Une circonstance qui mérite d'être notée, c'est que ces deux derniers se livraient à des travaux très-pénibles, et étaient souvent occupés à façonner des bottes de foin, travail qui oblige de fléchir et d'étendre brusquement les jambes, soit pour serrer les liens, soit pour jeter les bottes dans les granges.

L'âge de deux malades n'est pas noté sur les observations ; d'après les renseignements fournis par M. Viguerie, il ne dépassait pas quarante ans ; les autres avaient trente-huit, trente-six, quarante-six et quarante-huit ans.

Dans trois cas, la ligature a été faite au tiers supérieur de la cuisse ; trois fois elle a été placée à la partie moyenne.

Chez les six opérés, la ligature était composée d'un cordonnet rond, fort, quoique ayant un petit volume, et ciré ; une fois le cordonnet s'est coupé sous l'effet des tractions exercées par le chirurgien pour serrer la ligature. Le second fil a parfaitement tenu. Chez tous, les extrémités de la ligature ont été coupées près des nœuds, après que l'on a été assuré que la circulation était interrompue dans l'artère et dans la tumeur.

Chez cinq de ces malades, il y a eu un refroidissement marqué après la ligature ; ce refroidissement a duré depuis quelques heures jusqu'à vingt-quatre heures ; il a été facile de réchauffer le membre dont la température n'a pas sensiblement baissé. Il n'y a pas eu de gangrène. Dans un cas, des douleurs vives se sont fait sentir dans la jambe et le pied ; ces douleurs ont persisté même après la cicatrisation de la plaie ; deux petites escarres superficielles, dues à la pression, se sont faites à la malléole externe et au talon.

Ce malade, opéré le 26 septembre 1853, portait un anévrisme volumineux au creux du jarret, qui, quelques jours avant la ligature, avait pris un développement rapide et s'était compliqué d'un engorgement de tout le membre abdominal. Le perchlorure de fer devait être employé chez ce malade ; mais les complications que nous venons de signaler firent rejeter ce moyen, et la ligature fut pratiquée à la partie moyenne de la cuisse. Le malade s'est rétabli lentement.

L'époque de la cicatrisation complète de la plaie résultant de l'opération n'a pas été notée dans deux cas ; une fois, elle était opérée avant le vingtième jour.

Dans les autres cas, la cicatrisation a été lente ; elle n'a été complète que du trente-cinquième au soixantième jour, par suite de la persistance d'un pertuis fistuleux.

Nous n'avons aucun renseignement sur l'époque à laquelle tombent les ligatures fines et rondes, puisque les extrémités des fils ont été coupées près des nœuds. Cette section permet la réunion immédiate de la plaie, et plusieurs faits montrent que l'anse de fil, dont le volume et le poids sont très-minimes, n'est pas un obstacle à la cicatrisation de la plaie par première intention.

Cependant il résulte des observations dans lesquelles l'époque de la cicatrisation complète a été mentionnée, que, dans le plus grand nombre de cas, un pertuis fistuleux persiste assez longtemps dans un point de la plaie. Il est donc probable que la cause du retard que nous avons constatée dans la cicatrisation complète est due à la présence du fil dans les chairs. Mais, d'après Viguerie, le procédé généralement suivi, qui consiste à ne pas couper les extrémités de la ligature dont les bouts sont fixés au-dehors de la plaie, présente des inconvénients plus sérieux. Les fils des ligatures étant conservés, irritent les tissus avec lesquels ils sont en contact, et peuvent être la cause, dans les pansements, de tiraillements dangereux, exercés sur l'artère avant sa complète oblitération. Je devais signaler l'opinion de l'illustre chirurgien de Toulouse sur ce point de pratique, qui a été adopté par les chirurgiens dont j'analyse les observations.

Chez aucun de ces malades il n'y a eu de récidive. La tumeur anévrismale a diminué rapidement, et tous ont pu reprendre leur travail après un temps plus ou moins long. Un des opérés, que j'ai occasion de voir de temps en temps, se plaint de faiblesse dans la jambe. L'opération date de trois ans (1).

Il me reste à examiner les deux faits qui se sont terminés d'une manière funeste. Pour mieux les apprécier, je vais rapporter les points principaux de ces deux observations.

Tumeur pulsatile de l'extrémité supérieure du tibia ; ligature de l'artère crurale. — Mort le douzième jour.

La nommée Catherine, âgée de vingt-cinq ans, portait depuis plusieurs années une tumeur volumineuse à la partie supérieure de la jambe gauche, développée dans les tubérosités du tibia. Cette tumeur était pulsatile, et elle était soulevée par des battements isochrones à ceux des artères ; la compression de l'artère crurale faisait cesser les battements et le mouvement d'expansion. Ces signes, sur lesquels il est inutile de s'étendre dans ce moment, ne laissaient aucun doute sur la composition vasculaire de la tumeur. Entrée une première fois à l'Hôtel-Dieu, en 1843, cette jeune femme en sortit après quelques mois de séjour, sans qu'il eût été possible d'arrêter le développement de cette affection, dont les progrès étaient si rapides, que, dès cette époque, on dut engager la malade à se soumettre à une opération qu'elle refusa.

Mais au mois de janvier 1844, le développement de la tumeur était devenu si considérable, que la perforation était imminente. On se décida à pratiquer la ligature de l'artère crurale comme étant le seul moyen de prévenir les accidents qui menaçaient la vie de cette jeune femme. La ligature de l'artère crurale fut faite le 26

---

(1) Cette observation a été publiée dans la *Gazette médicale de Toulouse*. Année 1853. — La plupart des observations que j'analyse ont été publiées dans le *Journal de Médecine de Toulouse*. (Voir la collection du Journal.)

janvier 1844; l'artère fut liée à la partie moyenne de la cuisse, au moyen d'un cordonnet ciré, fin, mais résistant, d'après le procédé déjà décrit; les deux bouts de la ligature ne furent pas coupés, ils furent maintenus dans l'angle de la plaie. Cette opération ne fut d'abord suivie d'aucun accident, et pendant plusieurs jours la malade fut dans un bon état. Les battements avaient cessé dans la tumeur, dont la diminution était sensible, lorsque des douleurs utérines, accompagnées de pertes de sang abondantes, se déclarèrent et furent bientôt suivies d'un avortement. La malade était enceinte de trois mois au moment de l'opération. Elle succomba aux suites d'une métro-péritonite, douze jours après la ligature.

Je ne rapporterai pas les détails de l'autopsie qui fut faite avec soin, et qui montra que la tumeur développée dans le tibia était composée d'une trame aréolaire très-vasculaire, et d'un tissu dégénéré, ayant l'apparence de l'encéphaloïde.

Mais voici dans quel état était l'artère crurale sur laquelle avait été placée la ligature.

Cette artère est parfaitement saine dans toute son étendue. Ses tuniques sont souples, et ont une consistance et une épaisseur normales. A 25 millimètres environ au-dessus du point où la ligature a été appliquée, se détache une collatérale de la grosseur d'une plume de corbeau. A partir de ce point jusqu'à la ligature, le calibre du vaisseau est complètement bouché par un caillot sanguin, qui présente les caractères suivants : Il est noir, mou, diffusible à partir du point où est placée la ligature. Sa consistance augmente à mesure qu'on remonte dans le voisinage de la collatérale. Ce caillot se termine par une sorte de calotte fibreuse, parfaitement distincte du reste du caillot, et adhérente par toute sa circonférence avec les parois du vaisseau. Cette espèce de couvercle fibrineux, d'environ 5 millimètres de hauteur, se termine en s'amincissant du côté de la partie inférieure de l'artère. Au-dessous de la ligature existe un second caillot un peu moins long que le précédent, mou dans toute son étendue, terminé en pointe inférieurement. Ce caillot est d'autant plus adhérent aux parois de l'artère qu'on l'examine plus près de la ligature.

Au point où est placée la ligature, les tuniques interne et moyenne sont coupées d'une manière irrégulière. La totalité du vaisseau présente un étranglement marqué, mais point de mortification ni de section complète. La ligature ne paraissait pas devoir se détacher prochainement. Dans l'étendue du vaisseau qui correspond à la ligature et au caillot, le tissu cellulaire ambiant est épaissi et confondu avec la tunique celluleuse de l'artère, par suite du travail phlegmasique.

Il résulte, de cette description anatomo-pathologique, que la ligature avait déterminé, malgré les accidents généraux survenus quelques jours après son application, l'oblitération de l'artère. En effet, nous constatons à l'autopsie : 1o la section des tuniques interne et moyenne; 2o la formation du caillot supérieur, dans l'étendue de 25 millimètres, jusqu'à une collatérale, et du caillot inférieur dans une étendue à peu près égale ; 3o l'adhérence intime des caillots aux parois de l'artère, adhérence d'autant plus forte que l'on examine le caillot plus près de la ligature. Dans ce cas, la terminaison funeste ne peut être attribuée ni à la méthode, ni au procédé, puisque la mort a été la conséquence d'une métro-péritonite, et que les résultats de l'autopsie de l'artère leur sont au contraire favorables. C'est le seul point que je dois apprécier dans cette observation.

Le second fait, terminé par la mort, est un exemple remarquable d'hémorrhagie secondaire fournie par le bout inférieur de l'artère non oblitéré. Je dois consigner ici les points principaux de cette observation, qui a été citée dans une discussion qui eut lieu, en 1853, dans le sein de la Société de chirurgie de Paris.

Anévrisme de l'artère crurale au tiers supérieur de la cuisse gauche.
— Ligature de l'artère au-dessous du ligament de Fallope. —
Hémorrhagie mortelle au vingt-unième jour.

Pourquié Joseph, âgé de trente-sept ans, fort et robuste, portait à la cuisse gauche une tumeur anévrismale de 9 centimètres de diamètre, située sur le trajet de l'artère crurale, à l'union du tiers supérieur avec les deux tiers inférieurs du membre.

La ligature de l'artère crurale fut pratiquée de la manière suivante : Une incision de 6 centimètres, commençant au-dessus de l'arcade crurale et s'étendant jusqu'à quelques lignes de la tumeur anévrismale, fut faite sur le trajet de l'artère. L'artère tégumenteuse fut coupée et liée immédiatement, et l'on arriva, à travers des couches épaisses, sur l'artère crurale, qui fut liée au moyen d'un cordonnet de soie ciré ; les bouts de la ligature furent coupés près du nœud et la plaie réunie au moyen de bandelettes agglutinatives. Toutes les précautions furent prises pour mettre le malade à l'abri des accidents consécutifs. La plaie se réunit par première intention à la partie inférieure, et se couvrit de bourgeons charnus, après avoir suppuré quelque temps, à la partie supérieure ; le sujet jouissait, enfin, d'un état de santé très-satisfaisant et d'une tranquillité morale parfaite, lorsque le vingt-unième jour il s'assied sur son lit pour écrire à sa femme et lui annoncer son prochain retour. Sa lettre est à peine terminée qu'il se déclare une violente hémorrhagie ; on l'arrête par la compression. Mais l'hémorrhagie, arrêtée pendant deux jours, se reproduit, et, malgré toutes les précautions qui furent prises, le malade succombe trois jours après la première hémorrhagie, vingt-trois jours après l'opération.

A l'autopsie, on trouve que l'artère crurale était coupée dans le point où elle avait été liée. Ses deux bouts étaient distants l'un de l'autre de 9 millimètres. Le bout supérieur était fermé par un caillot conique dont le sommet était tourné vers le cœur, et la base bouchait et débordait l'ouverture de l'artère. Ce caillot, long de 14 millim., était résistant et adhérait aux parois de l'artère par de la lymphe organisée. Le bout inférieur était béant ; il n'y avait pas de caillot ; il renfermait un peu de sang liquide.

L'artère fémorale profonde naissait de l'artère crurale, 18 millim. au-dessous du point où avait été placée la ligature. La partie supérieure de la tumeur anévrismale était distante du bord inférieur du ligament de Fallope de 6 centimètres. La fémorale profonde prenait naissance de la crurale à 34 millim. au-dessous de l'arcade crurale ; la ligature avait été placée entre cette arcade et la fémorale profonde à 18 millim. de distance au-dessus de cette dernière.

Les artères circonflexes naissaient de la crurale ; l'une externe, du milieu de l'espace compris entre la ligature et la profonde, l'autre interne, dans un point plus élevé et immédiatement au-dessous de la ligature. D'après cet exposé, il est évident que l'hémorrhagie s'est faite par le bout inférieur, et que la circulation a été entretenue dans la partie inférieure de l'artère par la profonde et les circonflexes qui naissaient de la crurale.

Je ne dois pas m'arrêter plus longtemps sur cette observation, qui a fourni le sujet d'une bonne dissertation inaugurale qui sera consultée avec fruit (1). Considéré au point de vue de la méthode de Hunter, ce fait montre que : 1° la ligature ne doit pas être placée trop près d'une collatérale, soit du côté du cœur, soit même du côté de l'anévrisme, à cause du retour du sang par le courant anastomatique dans le bout inférieur.

2° Que, dans le traitement des anévrismes par la méthode de Hunter, il faut placer la ligature le plus loin possible de la tumeur anévrismale. L'époque à laquelle a eu lieu l'hémorrhagie est une preuve

(1) *Considérations pratiques sur la disposition du tronc crural et de ses principales branches près du pli de l'aine*, par M. Charles Viguerie. Paris, 1837.

que le procédé de Jones n'a été pour rien dans l'accident consécutif.

En définitive, l'analyse des dix-huit cas de ligature qui font la base de ce travail démontre que la méthode de Hunter et le procédé de Jones ont réussi complètement dans seize cas, et que, dans les deux autres', la terminaison funeste ne peut être attribuée ni à la méthode ni au procédé.

En effet, dans le premier cas l'autopsie a montré que l'oblitération de l'artère était faite par des caillots adhérents avant la section complète des tuniques artérielles. Dans le second, l'hémorrhagie n'est survenue que le vingt-unième jour après la ligature, et elle a été la conséquence, non de la chute de la ligature ou de la section prématurée de l'artère, mais du retour du sang par la fémorale profonde et la circonflexe naissant au-dessous du point lié ; le rétablissement de la circulation dans le bout inférieur de l'artère a empêché la formation du caillot oblitérateur, tandis que le caillot supérieur était parfaitement organisé.

Des recherches cliniques, auxquelles je me suis livré, je puis donc tirer les conclusions suivantes :

1º Le traitement des anévrismes par la méthode de Hunter a été suivi de guérison dans seize cas sur dix-huit opérations ;

2º Les ligatures fines et rondes, d'après le procédé de Jones, ont réussi dans tous les cas où elles ont été employées à produire l'oblitération de l'artère ;

3º Les deux insuccès, suivis de mort, ne peuvent être attribués ni à la méthode ni au procédé, puisque, dans le premier cas, la terminaison funeste a été la conséquence d'une métro-péritonite, et que, dans le second, elle est due à une anomalie artérielle dont il était impossible de prévoir l'existence, et qui constitue un fait exceptionnel comme il s'en présente de temps en temps dans les opérations pratiquées sur le système artériel.

www.ingramcontent.com/pod-product-compliance
Lightning Source LLC
Chambersburg PA
CBHW050438210326
41520CB00019B/5987